AF312375

NOUVELLES OBSERVATIONS,

OU

MÉTHODE CERTAINE

SUR

LE TRAITEMENT

DES CORS.

Dans laquelle se trouvent détaillées leurs différentes causes, & les moyens d'une prompte & radicale guérison, d'après les expériences faites.

Par M. ROUSSELOT, *Chirurgien.*

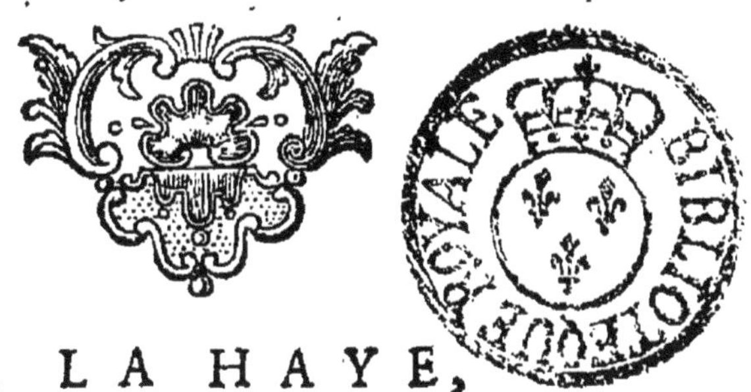

A LA HAYE,

& se trouve à Paris,

Chez P. ALEX. PRIEUR, Imprimeur du Roi, & de l'Acad. Royale de Chirurgie, rue S. Jacques, à l'Olivier.

M. DCC. LXII.

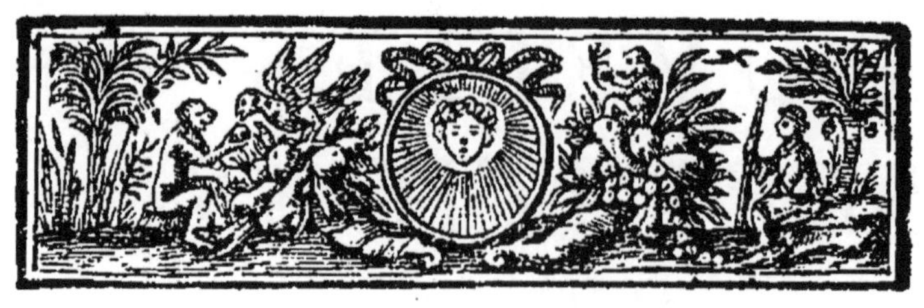

A MADAME

LA DUCHESSE

DE LAURAGUAIS,

Dame d'Atour de Madame
LA DAUPHINE.

ADAME,

*Votre nom à la tête d'un
Ouvrage suffit pour en relever
le prix & donner du relief à*

a ij

EPITRE.

son Auteur. Il s'estime heureux de ce que vous avez daigné faire usage de ses talens, & lui témoigner en être satisfaite. C'est pour lui un préjugé favorable auprès du Public. Pourrois-je en effet m'annoncer, MADAME, sous des auspices plus favorables & plus heureux ? Vous me continuez vos bontés en agréant ce témoignage du profond respect avec lequel je suis,

MADAME,

Votre très-humble & obéissant serviteur,
ROUSSELOT.

LETTRE

A M. J. D. M.

L'Honneur qu'on m'a fait, Monſieur , de me juger capable d'exercer avec ſuccès mes talens ſur les pieds de Madame la Dauphine & de Meſdames de France , n'eſt point une raiſon déterminante en ma faveur , lorſqu'il s'agira de donner au Public un Traité ſur la guériſon des Cors. Je craindrois même que ma réputation qui s'eſt accrue par la pratique, ne vînt à diminuer lorſqu'il s'agira de mettre la théorie en uſage. Je me raſſure néanmoins ſur les lumieres que j'ai puiſées dans les Ouvrages de célébres Médecins tels que MM. *Aſtruc* & *Winſlow*, &c. & dans les Leçons des Chirurgiens les plus renommés tels que MM. *Morand*, *La Faye*, *Pibrac* & *Moreau*, ſous les yeux deſquels j'ai travaillé avec applaudiſſement : ils ont toujours été mes guides dans la pratique ; je ne dois point appréhender de m'égarer avec eux ; je ne parlerai donc ici que d'après ces Hommes illuftres tant fur la théorie , que fur les remédes auxquels j'ai recours. Je tâcherai d'être le plus clair & le plus fuccinct qu'il me fera poffible.

Les Perfonnes qui voudront s'inftruire pourront ainfi que moi confulter ces grands Maîtres à qui je fuis redevable de

ma capacité. J'ai eu quelque
peine à me déterminer à traiter
cette matière ; & si je me suis
à la fin résolu à suivre ce parti,
ce n'a été que pour remplir les
vœux empreſſés du Public, &
vous donner des témoignages
de l'eſtime & de la conſidéra-
tion avec laquelle je ſuis,

M.

Votre, &c.

NOUVELLES

OBSERVATIONS

SUR LE

TRAITEMENT DES CORS.

AVANT-PROPOS.

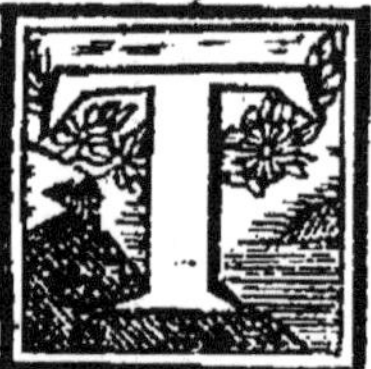

POUR ce qui est relatif à l'opération manuelle dans la guérison des infirmités humaines, appartient de droit à la Chirurgie. Il est cependant une partie extrêmement négligée, je dirai même tombée dans l'avilissement & le discrédit; je parle ici de la guérison des Cors, qu'on a totalement abandon-

A

née aux lumières équivoques des Charlatans. Il y a souvent autant d'art, ce me semble, à guérir un cor, un porreau, une verrue, & à remédier aux accidens produits par les ongles qui pénétrent dans les chairs, qu'à traiter toute autre incommodité.

D'ailleurs tout ce qui contribue à la santé des hommes & à leur conservation, ne doit-il pas toujours fixer l'attention ? Tous ceux qui ont éprouvé l'incommodité des Cors, ont été souvent exposés à de fâcheux inconvéniens, qui quelquefois ont été suivis de la mort, faute d'avoir été traités avec tout le soin & toute l'habileté convenable. Il est donc évident que la guérison de cette espéce de mal, n'est pas moins importante que celle des autres maladies en général, puisqu'il est susceptible des mêmes inconvéniens & des mêmes dangers. D'après cela, n'est-il pas étonnant de voir si peu de Chirurgiens, ou plu-

tôt de ne point en voir qui s'atta-
chent à cette partie de leur état ?

J'avoue que le titre de guérif-
feur de Cors pourroit tenir un peu
de la charlatanerie ; mais cela ne
provient que de l'abus qui s'eft in-
troduit d'abandonner cette partie
aux Charlatans. Le préjugé difpa-
roîtroit en la réuniffant aux autres
parties de la Chirurgie.

D'ailleurs, un Praticen éclairé,
fûr de fon fait à tous égards dans
cette partie, doit-il craindre pour
cela de s'avilir ? Non ; il peut au
contraire être fûr de l'eftime de
tous ceux qui auront été guéris, ou
qui pourront efpérer de l'être. Cela
feul doit fuffire pour l'encourager
& le mettre au-deffus d'un préjugé
qui tombe de lui-même dès qu'il
eft contraire à la confervation de
l'humanité.

Définition des Cors.

LE Cor, eſt une eſpéce de verrue, ſa nature eſt preſque la
même. Il n'en differe que par une
dureté beaucoup plus ſenſible, ſur-
tout lorſqu'il eſt preſſé par quelque
cauſe étrangere.

Le Cor, appellé en latin *Clavus*,
parce qu'il reſſemble à la tête d'un
clou, eſt un durillon ou un tubercule rond. On le nomme encore
Oculi Gallinacei * par le rapport &
la conformité qu'il a avec les yeux
du coq. C'eſt une eſpéce de tumeur
ou de nœud rond, éminent & calleux. Quelques-uns l'appellent encore *Cornua pedum*, corne des
pieds, mais à tort ; car ſuivant *Col de
Villars*, to. 2. p. 369. » les cornes,
» *Cornua* en latin, ſont des éminen-
» ces ou des élévations longues,

---

* Voyez *Col de Villars*, tom. 2. p. 366.

» dures, rondes & pointues, qui
» viennent au bout des doigts des
» mains & des pieds, & dont la
» subſtance imite celle des ongles. »
Ce qui diffère totalement du Cor.

La racine du Cor eſt très-dure
& très-ſéche. Elle eſt quelquefois
ſi profonde, qu'elle pénétre juſqu'au
tendon & juſqu'au périoſte.

Le ſiége du Cor eſt principalement ſur les phalanges des doigts
du pied ; celui du durillon, ſur ſes
parties latérales & même ſous la
plante du pied. Le Cor n'eſt occa-
ſionné que par la compreſſion d'un
ſoulier trop étroit ou trop court. Il
vient aux mains par le travail & le
fréquent maniment des corps durs
& ſolides.

Le Cor de ſa nature eſt inſenſi-
ble lorſqu'il eſt parvenu à un certain degré de dureté ; la preuve en
réſulte de la quantité qu'on en peut
ôter avec l'inſtrument tranchant
ſans lui cauſer la moindre douleur ;
mais les parties voiſines éprouvent

une senfation douloureufe très-caractérifée, parce qu'il s'attache par des racines à celles qui font douées d'un fentiment vif; & lorfqu'il fe trouve comprimé, il les bleffe, les enflamme; & ces premiers accidens font fouvent fuivis de plus grands, tels que la fuppuration, la pourriture; mais le Cor par lui-même n'eft fujet à aucun de ces changemens.

Caufes du Cor.

J'Ai dit que la caufe du Cor étoit la même que celle de la verrue. Suivant quelques anciens Auteurs, il provient de l'épaifliffement des liqueurs; mais l'opinion la plus commune attribue fa caufe à une humeur fébacée de la peau, qui, defféchée par la compreffion, forme la fubftance du Cor. Cette compreffion conftante arrête la circulation des humeurs & les defféche, ainfi que les houpes nerveufes de la peau.

Ceux qui en ont lû la defcription
dans l'Expofition Anatomique de
M. *Winflow*, conviendront fans
peine de la folidité de ce que j'avan-
ce. Selon lui, » la peau eft un tiffu
» fort étendu, compofé de plufieurs
» fibres tendineufes, nerveufes &
» vafculaires, dont l'entrelacement
» eft d'autant plus merveilleux, qu'il
» eft plus difficile à déveloper, étant
» fait en tout fens comme l'étoffe
» d'un chapeau ; la furface extérieu-
» re de ce tiffu, fe termine à une
» infinité de petites éminences ap-
» pellées mamelons, auxquels les
» filets capillaires des nerfs cutanés
» viennent aboutir en forme de pe-
» tits pinceaux organifés.

   » Ces mamelons different beau-
» coup entr'eux en figure & en ar-
» rangement fur les différentes par-
» ties du corps humain, ceux de
» la paume de la main, de la plan-
» te des pieds, & de toute l'éten-
» due voifine des doigts ont plus
» de longueur qu'ailleurs ; mais ils

A iv

» font plus menus , plus étroite-
» ment collés enfemble, & comme
» pôfés debout , les uns deffus les
» autres , par des rangées particu-
» lieres qui forment toutes fortes
» de lignes fur la peau *

Ce font ces mêmes mamelons ,
qui après avoir été violemment &
conftamment comprimés fe defféchent & forment ces fubftances dures qu'on appelle Cors ; parce qu'a-
lors la circulation ne fe faifant plus
dans ces parties , elles ne reçoivent
plus leur nourriture ordinaire, elles
durciffent & fe raccorniffent.

Pour mieux déveloper ce fentiment, il faut obferver ,

---

* *Nota.* Ces lignes qui paroiffent fur la
furface de la peau des mains , ne font autre chofe, felon moi, que les plis figura-
tifs & imitatifs des mouvemens que forme
la main ; ou pour mieux dire, ces lignes
ne proviennent que de la compreffion de
la peau lorfque la main fe plie & fe replie :
& cette compreffion fréquemment réité-
rée , laiffe fur la peau l'empreinte des plis
que nous y voyons.

1°. Que les perfonnes qui marchent nuds pieds, ne font jamais attaquées de Cors. Les Sauvages & les gens de campagne en font preuve. * On l'a principalement obfervé dans les Religieux Déchauffés qui ne font point fujets aux Cors proprement dits, mais à certains durillons occafionnés par l'étréciffement de la femelle de leur chauffure.

2°. Qu'il n'y a guères que ceux qui portent des fouliers trop courts ou trop étroits, qui y foient fujets, ou ceux qui fe fervent de chauffons trop longs, trop larges, & dont la couture groffière contribue à gêner le pied par les plis ou godets qu'elles forment.

3°. Qu'on ne voit point aux mains des Cors proprement dits, quoiqu'elles ayent la même conformation que les pieds, à moins qu'on ne regarde comme des Cors cer-

---

* V· Dionis, *Oper. de Chirurg.* p. 652.

A v

tains durillons devenus verrues douloureufes & incommodes, qui naiffent aux endroits qui fatiguent da-
vantage étant plus comprimés que
d'autres.

Il ne faut donc point s'imaginer
que pour guérir un Cor, il foit né-
ceffaire de préparer la perfonne
fouffrante & divifer la maffe du
fang. A la vérité, s'il y avoit un
levain fcorbutique, fcrophuleux,
vénérien, &c. On ne penferoit pas
à le combattre dans la feule vue de
détruire un Cor, mais bien de guérir le mal principal, fans s'arrêter
à la douleur occafionnée par le Cor.

Divifion du Cor.

ON divife le Cor en Cor cutané & en Cor profond.

Les cutanés font fuperficiels &
caufés par une légere compreffion.

Les profonds ont pour caufe une
compreffion plus forte & continuelle.

Les premiers ne pénétrent pas avant dans la peau. Ils occafionnent feulement un gonflement dans la partie affligée, avec inflammation fur la fuperficie de la peau.

Les feconds au contraire, s'étendent quelquefois jufqu'au tendon & au périofte, comme nous l'avons dit précédemment. On y remarque des figures de racines ; c'eft pour cette raifon qu'ils caufent des douleurs plus vives que les cutanés, qui ne compriment la peau que légérement.

Au refte, ces deux efpéces de Cors fe placent aux différentes parties du pied, tant aux articulations ou phalanges des doigts, qu'à leurs parties latérales. Tantôt à la plante des pieds ou fous les ongles, fuivant le plus ou le moins de compreffion qu'ils éprouvent, par le peu d'attention qu'on apporte à la maniere de chauffer le foulier.

Il eft aifé de reconnoître & de diftinguer ces deux efpéces. Les

A vj

cutanés font ceux que l'on peut pin-
cer en entier, & qui s'écaillent;
ceux au contraire qui semblent tenir à un pédicule & entourés d'une
espéce de bourrelet, doivent être
réputés profonds.

Le Cor s'éléve peu-à-peu, augmente & végéte par un défléche-
ment des petits mamelons de la
peau, qui forme une espéce de tête
de cloud.

Il y a lieu de présumer que la
base de la houpe nerveuse croît in-
sensib'ement, & qu'en se gonflant
elle chasse la partie inférieure.

Il est très - facile d'emporter la
superficie du Cor; mais il faut en
revenir sans cesse à la même opération, jusqu'à ce qu'il soit entiere-
ment détruit, parce qu'il repousse
toujours tant que la cause subsiste.

On peut espérer de guérir un Cor
cutané dès la premiere opération;
mais la guérison radicale d'un Cor
profond est souvent fort difficile.
Je posséde cependant un remède

certain qui guérit parfaitement le Cor de quelque espéce qu'il soit, étant bien préparé & bien coupé.

Le Cor excite souvent de vives douleurs, principalement s'il est pressé. C'est cependant une maladie légére en apparence, mais qui peut être suivie d'accidens considérables, parce qu'elle est voisine des membranes & des parties nerveuses.

Il faut la traiter doucement, & prendre garde de ne rien irriter; autrement on pourroit causer de grandes douleurs & une inflammation considérable, qui produiroit la mortification & la gangréne, principalement aux personnes avancées en âge, dont les extrémités sont plus foibles & plus débiles : aux goureux, aux pituiteux, aux mélancoliques, à ceux qui ont le sang vicié.

On aura donc l'attention de ne point couper un Cor trop près. On use quelquefois de caustiques, ou l'on brûle le Cor avec du soufre &

avec de l'huile de vitriol, remèdes
violens, incertains, & qui peuvent
même attaquer le genre nerveux
par leur subtilité, si la racine du
Cor pénétre jusqu'aux nerfs

On convient que la douleur peut
impatienter un malade, & qu'il est
naturellement disposé à brusquer le
mal pour en être plus promptement
délivré. Mais en faisant attention
qu'il ne court aucun risque de livrer
ses pieds à un Chirurgien, qui se
défie toujours des rémèdes violens;
n'est-il pas évident que le malade
se porteroit préjudice à lui-même
s'il passoit outre, & qu'il ne pourroit attribuer qu'à lui seul le mal
qu'il éprouveroit, & le danger vers
lequel il se précipiteroit? Au contraire, en prenant patience le mal di-
minue en faisant couper légérement
le Cor de fois à autre.

On sçait que le froid & l'humidité
font gonfler les Corps, l'humidité
en dilatant les pores, & le froid en
les resserrant, ce qui dans l'un &

l'autre cas produit une égale compreſſion, & font également reſſerrer
les fibres de la peau. Les cordes d'un
violon expoſées à l'humidité ſe tendent, il en eſt de même du Cor, la
circulation ne ſe fait plus alors
qu'avec peine, & la petite inflammation qui en réſulte, cauſe la douleur ; *ce qui*, ſuivant Dionis, * *fait*
dire que tous ceux qui en ſont incom-
modés, ont un Almanach aux pieds,
qui leur annonce le changement de
tems.

 Ordinairement l'inflammation
du Cor ſe termine par la réſolution,
quelquefois cependant elle ſe tourne en ſuppuration ; alors il ſe forme un petit abſcès autour du Cor
dont la plus grande partie ſe détruit,
mais la partie dure, calleuſe ne tombe jamais en ſuppuration, elle ſe
détache ſeulement parcequ'elle n'eſt
plus liée ni entretenue par la racine
& par les parties voiſines.

---

* Dionis, *Opér. de Chir.* p. 656.

Cure.

ON peut diftinguer la cure du Cor en palliative & en radicale.

La premiere confifte à diminuer les fymptômes & la douleur, lorfqu'on ne peut abfolument détruire le mal dans fon principe, à caufe de la fenfibilité du malade.

Les perfonnes attaquées du Cor, doivent toujours à mon avis préférer cette cure à l'autre, pour éviter de plus grands maux que la maladreffe ou l'imprudence d'un ignorant pourroit occafionner, voici conféquemment ce que je penfe qu'on peut faire.

1°. Baigner les pieds dans l'eau tiéde fimple, ou dans un bain fait avec du fon, des feuilles & racines de Guimauve, de la Pariétaire, de la Mercuriale, du Seneçon & d'autres plantes émollientes.

2°. Laisser les pieds dans cette décoction l'espace d'une demi-heure, ou de trois quarts-d'heure ; si on veut lui donner de l'odeur, on peut y joindre des aromates doux, tels que les fleurs de roses, de jasmin, de muguet, de giroflée & d'œillet, que l'on y fera infuser.

3°. Les Dames doivent s'abstenir de ces bains, lorsqu'elles sont grosses, ou dans des momens critiques. Il y a d'autres circonstances dans lesquelles on ne doit pas les prendre, & qui nous engageroient dans un détail trop long, les malades s'en rapporteront dans ces cas aux personnes en état de les conseiller.

L'avantage de ces décoctions, ou demi bains, est d'amollir la premiere couche des Cors qui se lévent aisément alors par le moyen d'un instrument tranchant ; après avoir enlevé la superficie des Cors, on tond toutes les parties qui d'ébordent, si l'on a soin de réitérer cette opération tous les mois , on recevra beaucoup de foulagement , & l'on préviendra toutes les fenfations douloureufes occafionnées par le Cor.

Après cette opération , il faut mettre en ufage comme un reméde capable de prévenir le mal, la fage précaution de porter des chauffures larges fans pâtons , & faites d'une matiére douce & fouple , telle que le maroquin , le caftor , & la peau de chévre.

Le nommé Dupuis Maître Cordonnier , rue faint Roch , vis-à-vis la Communauté des Prêtres, a feul le talent de faire pour hommes les chauffures que j'indique, ainfi que des guêtres pour fe garantir de la boüe en hyver, & de la pouffiére en été, de la piquûre des infectes, dont perfonne n'ignore l'incommodité de ces animaux par les boutons , & démangaifon qu'elle occafionne ; elles font donc propres pour aller à la chaffe , & pour la promenade du matin , & du foir. Il débite une liqueur pour luſtrer cette chauſſure ſans l'engraiſſer, ce qui conſerve proprement les bas de quelques cou-leurs qu'ils ſoient.

Comme beaucoup de Dames ſe plaignent de leurs Cordonniers, j'ai pris le ſoin d'en choiſir un, qui fît attention à la délicateſſe du pied des Dames, & qui en conſéquen-ce formât une chauſſure aiſée; le nommé Simonin Maître Cordon-nier pour femme, demeurant rue de Seine fauxbourg ſaint Germain, vis-à-vis le marchand de Vin, à l'enſeigne de la Magdelaine, chez le Perruquier au premier, poſſéde ce talent ſur tous ſes Confreres.

Il eſt vrai que malgré cette at-tention, les Cors ſont quelquefois encore douloureux, alors on pour-ra avoir recours aux topiques; les plus ſimples ſont les meilleurs, par-ce qu'il n'en peut réſulter aucun ac-cident.

On recommande fort d'employer les feuilles de Lierre, la Joubarbe

&c. ainſi que la pellicule qui vient
ſur l'empoix que vendent les Chan-
delliers.

Les remédes ſuivans ſont auſſi
d'une grande efficacité.

Un morceau de Veau trempé dans
le vinaigre.

Le *Galbanum* , &

La gomme Ammoniaque, à égale quantité.

L'agaric de Chêne.

L'emplâtre *Divigo*, avec ou ſans
le Mercure.

La Vermiculaire , plante qui croît
dans les terrains pierreux & arides,
la bien piller & l'appliquer ſur le
Cor.

On ſe ſert encore de l'eſprit de
Vitriol poſé avec prudence , ainſi
que de l'huile du même nom. Pluſieurs employent ces cauſtiques ſans
connoiſſance , ni attention , d'où il
réſulte des accidens très-fâcheux ,
tels que l'inflammation , la gangréne, l'éréſipèle , & même quelquefois la mort.

Les pommades faites avec le vitriol bleu, & le sain-doux, la cire verte seule, peuvent encore s'appliquer; souvent par l'usage de ces remédes, on enléve les Cors cutanés, mais jamais les profonds.

Lorsque l'application de ces remédes caustiques a produit une exulcération, le reste de la cure se fait comme dans les autres ulcéres; on ne sçauroit trop se défier des emplâtres & onguens, que débitent les Charlatans pour la guérison des Cors; parce que dans leurs préparations, il entre toujours quelques forts escarotiques.

Nombre de personnes coupent les Cors avec les ongles à mesure qu'ils croissent, mais il est toujours plus à propos de les faire couper par un Chirurgien adroit; car lorsque le Cor est sur les jointures d'un des doigts, en le coupant trop avant on pourroit endommager les membranes qui recouvrent le tendon extenseur du doigt, ce qui produiroit des accidens très-fâcheux.

La méthode que nous suivons est en même tems plus heureuse & plus sûre, parce qu'elle ne s'éloigne point des principes de l'art.

Les personnes qui mettent leur confiance en nous, nous rendent cette justice ; nous examinons la tumeur & la nature du Cor, son état & sa situation, nous jugeons s'il faut à l'instant appliquer le reméde curatif, ou s'il est plus à propos d'attendre que la substance calleuse soit amollie ; nous enlevons le Cor sans la moindre douleur, & sans exposer le malade à aucun danger, après quoi nous faisons usage du remède efficace dont nous avons parlé précédemment, & qui produit infailliblement la guérison ; en un mot, nous ne croyons pouvoir prendre trop de précaution pour mériter la confiance dont on veut bien nous honorer.

Des Verrues en général.

SAns m'étendre sur l'incommodité des Verrues, je me conten-
terai d'en détailler ici les diverses
espéces, car elles sont distinguées
entr'elles, ont différentes causes
& produisent différens effets. Les
modernes ne s'accordent point avec
les anciens sur leur nom, leur nature & leur cause.

Les Verrues, en latin *Verrucæ*,
sont en général de petites excroissances de chair dures, indolentes,
& ne changent point de couleur.
Le mot en lui-même signifie *faîte*
ou *sommet*, parce que les Verrues
forment une élévation sur la peau.

On en distingue différentes espéces; il y en a de rondes, de plattes & de pendantes, elles viennent
plus ordinairement aux mains
qu'aux pieds.

Les rondes qui sont les plus ordinaires, ont la tête semblable à celle d'un petit porreau , & tiennent à la peau par de petits filets qui imitent les fibres des racines de la Plante, dont elles portent le nom.

Les plattes ont une base large mais peu élevée, on les nomme en latin *Verrucæ* , *sessiles* , Verrues basses, ou *Verrucæ formicariæ*, Verrues de Fourmi, parce qu'en les coupant, on éprouve une douleur semblable aux piquûres que feroient plusieurs de ces insectes.

Les pendantes sont plus élevées sur la peau , leur base est étroite, leur tête ronde & oblongue; comme elles n'ont pour soutient qu'une ou quelquefois deux petites pellicules, on les nomme Verrues pendantes , *Verrucæ pensiles* ; d'autres leur donnent encore le nom d'*Acrochordon*, parce qu'elles ressemblent à un bout de corde coupé. Quelques-uns mettent aussi au rang des Verrues le Fic , le *Marisca* , les Crêtes ,

Crêtes, le *Thymus*, & autres espéces de condilômes.

Le *Fic*, en latin *Ficus*, est une
espéce de condilôme ou excroissance charnue ; c'est une petite tumeur indolente, ronde, pendante
à-peu près comme une figue dont
elle prend le nom ; sa substance interne est composée de petits grains
qui ressemblent à la chair de ce
fruit.

Le Fic vient aux yeux, aux pau-
piéres, au menton, à la langue, au
fondement, & aux parties naturelles de l'un & de l'autre sexe. Il est
souvent rougeâtre, & même quelquefois dur & squirreux : il surpasse
la verrue en grosseur, on en a vu qui
égaloient des œufs de Pigeon ; il
est souvent douloureux & fort incommode, suivant la partie qu'il
occupe; quelquefois il tombe en ul-
cération, & s'ouvre en maniére de
grenade, ceux du fondement, des
parties naturelles, procédent & font
souvent les suites d'un vice Vénérien. B

Le *Marisca*, est une petite excroissance de chair molle, fongueuse, indolente, il ne diffère presqu'en rien du Fic; les parties qu'il occupe, sont ordinairement le périnée, le fondement, la partie interne des cuisses, & la partie supérieure des femmes; souvent il est produit par le même virus que le Fic.

Nous ne parlerons point des Crêtes, ce seroit répérer presque les mêmes effets, & les mêmes causes.

Le *Thymus*, est une espèce de grosse verrue rougeâtre ou blanchâtre, ordinairement indolente, elle a des aspérités des tugosités, & des crevasses, semblables à la tête du Thym d'où elle tire son nom. Mais le mot latin *Thymus* est plus en usage; elle vient pour l'ordinaire à la paume de la main, à la plante du pied, aux talons, aux jambes, & quelquefois aux parties naturelles. Elles se trouvent souvent seules ou plusieurs ensemble.

On en distingue deux espéces,

l'une appellée *Thymion* , dont la baze eſt étroite comme celle de l'*Acorchordon* , & le ſommet rouge comme la fleur du thym ; l'autre conſerve le nom de *Thymus.* Ces diſtinctions ſont peu néceſſaires : ces tumeurs croiſſent en différentes groſſeurs. Leurs cauſes ſont diffé-rentes ſuivant les parties qu'elles occupent.

Condilôme , en grec *Condiloma* , eſt en général une excroiſſance char-nue qui vient aux doigts des mains & des pieds & autres parties du corps. Le Condilôme differe ſuivant les parties qu'il occupe ; ſemblable en cela aux verrues au fic , au ma-riſca , au thymus & aux crêtes.

Suivant *Vigier* , on peut diffé-rencier les verrues ; on les appelle *Bothorales* ou tubercules , tumeur contre nature qui s'éléve par une cauſe interne ou particuliere ; elle eſt quelquefois médiocre , & quel-quefois plus conſidérable que les puſtules qui naiſſent aux glandes , les enflamment, & tendent à la suppuration.

Fernel met au rang des tubercules le charbon, le furoncle. *Tubercule* est un diminutif de *Tuber*, truffe ou grosseur ; c'est une tumeur qui souvent enlumine le visage & particulierement le nez bourgeonné des suppôts de Bacchus. La cause qui produit ces différentes excroissances part d'une humeur lente, crasse & flegmatique.

Voici les différens remédes qu'on peut mettre en usage pour la cure de ces différentes tumeurs.

Pour celles qui viennent au nez principalement, il faut examiner si elles ne font point dures, insensibles, de couleur noirâtre & environnées de veines variqueuses, ce qui tient alors du *Noli me tangere*. Il ne faut y toucher dans ce cas qu'avec le dernier examen. Quelques-uns y appliquent le cautère potentiel ou actuel. Mais si la tumeur est laxe, molle & blanchâtre,

on la peut extirper ſans danger &
employer les remédes deſſicatifs ſuivans.

REMÉDES.

℞. De la poudre de plomb, broyée
avec de l'eau de ſolanum , de la ru-
tie , de l'antimoine préparé, de chacun un demi gros ; de la pierre ca-
lamite bien pulvériſée , un gros :
mélanger le tout avec de l'huile
d'œuf & l'huile roſat , de chacun
une once, y ajouter la cire vierge
fondüe autant qu'il eſt néceſſaire
pour en former une pommade molle,
broyer le tout dans un mortier de
plomb. La pommade faite , on en
applique ſur la plaie & ulcères :
lorſque les bords gagnent le grand
contus de l'œil, il faut mettre deſſus de l'alun & du ſel calcinés enſemble , avec un peu de poudre de
noix de gale : cette poudre doit
être appliquée ſur les bords calleux
de la plaie.

Le *Stergyon* eſt une excroiſſance

qui vient à l'extrémité des ongles & fuccéde fouvent au panaris ; il croît fur-tout lorfque les ongles entrant dans la chair ont exceffivement bleffé la partie, d'où il part pour l'ordinaire une excroiffance difficile à réfoudre, qui ne peut fe confumer que par les doux efcarotiques & fouvent par l'amputation, dont l'opération, quoique plus douloureufe, eft beaucoup plus fûre & beaucoup moins longue.

Autres Remédes employés pour les Verrues.

Appliquer le fuc d'*Alleluia* ou *Trifolium acetofum*, qui croît dans les hautes forêts & lieux ombragés.

L'onguent fait de fuif & de fiente de mouton appliqué chaud & réitéré fouvent, détruit les verrues & les tumeurs cutanées.

Le fuc de chelydoine eft encore bon ; mais c'eft un reméde lent. Quelques-uns en ont guéri en appliquant de l'urine d'un chien roux avec du coton. L'encens ou oliban, diſſout dans du vinaigre, mêlé en portion égale avec de la poix noire, & mis en emplâtre, guérit également que l'herbe aux Verrues, en latin *Verrucaria ſeu herba cancri*. Il en croît de deux eſpéces, la grande & la petite. Toutes deux naiſſent dans les champs, le long des chemins & dans les lieux incultes & ſablonneux. La grande pilée & miſe ſur les Verrues les guérit, même en frottant un peu fort avec l'herbe ſeulement.

Ethmuler dit avoir fait uſage de *l'Uſnée* ; c'eſt une mouſſe verdâtre qui croît ſur le crâne d'hommes ou de femmes, morts de mort violente & expoſés à l'air : en appliquant cette mouſſe ſur la Verrue, elle ſe guérit en peu de tems.

L'huile de tatre par défaillance appliquée fréquemment, guérit les Verrues. Cette expérience m'a réuſſi pluſieurs fois, ayant eû le ſoin de couper légérement l'éminence de la Verrue avant d'appliquer le reméde.

La Joubarbe, en latin *Hedum sive semper vivum majus*, sert aussi; il en faut prendre les feuilles, ôter une pellicule qui couvre la surface; en l'appliquant sur la Verrue, elle se guérit avec le tems. On attribue la même propriété aux feuilles de Pourpier sauvage.

On prend encore une quantité de Limaces rouges des bois, qu'on éventre & qu'on lave avec de l'eau rose, en y joignant autant pésant de sel commun. Il faut exposer le tout à la cave dans un sac de toile, recevoir dans un vase la liqueur qui en découle, & en imbiber souvent la Verrue; par ce moyen elle se dessèche, & se guérit indubitablement après avoir réitéré plusieurs jours de suire.

Les Maréchaux ferrans guérissent les Verrues ou Durillons qui leur viennent aux mains par le fréquent maniment du fer & des outils, en

frottant le cal avec du fang de mu-
let ; ou bien ils prennent une coën-
ne de lard dont ils fe frottent , &
qu'ils laiffent appliquée fur le mal
jufqu'à ce qu'elle s'échauffe.

Les décoctions de Pommes de
Pin font excellentes pour appaifer
les douleurs des Verrues inflamma-
toires. La cendre de l'écorce de
Saule mêlée avec de fort vinaigre,
eft bonne aux Verrues & même aux
Cors. Les fleurs de Souffre & de
Benjoin en fumigation , ôtent les
rouffeurs du vifage ; & en infufion
avec de l'Efprit-de-Vin , convient
fort aux Verrues du vifage.

Il y a encore d'autres remèdes
pour les Cors & Verrues , tirés des
Praticiens anciens & modernes.

Ces mêmes Auteurs mettent les
Cors, Verrues & Durillons au nom-
bres de Tumeurs contre nature. Les
Verrues , felon eux , font des puftu-
les dures & rondes, qui naiffent fur
la fuperficie du corps. On les nomme porreaux ou cloux ; elles pren-

nent ce nom , parce que n'étant
point découpées , elles ont la tête
& la racine femblables à un cloud.
D'autres ont une fubftance pareille
à la corne , & pour cette raifon ils
les nomment Cors , ce font certaines excroiffances épaiffes , qui par
leur dureté approchent de la nature
de l'ongle. Elles viennent près des
jointures , & le plus fouvent fur les
jointures mêmes , & aux extrémités
de doigts , fuivant la maniere dont
on chauffe le foulier , comme je l'ai
dit plus haut.

Galien & *Avicenne* prétendent
que les *Acrochordon* & les *Alphos*
doivent être mis au nombre des
maladies cutanées. Les *Alphos* font
certaines taches qui viennent fur
la peau ; on en diftingue trois efpéces ; fçavoir, les *Alphos* proprement
dit , le *Mélas* & la *Leuvée.*

Les *Alphos* proprement dit , font
des taches multipliées fur la fuperficie de la peau & diftinguées comme des goutes rouffâtres. Le *Mélas*

eſt noirâtre & de couleur de terre
d'ombre, il eſt à peu près ſemblable à *l'Alphos.* La *Leuvée* eſt preſque de même nature, mais plus blanchâtre & plus profonde. Ces taches
changent de blanc en noir, & de
noir en rouge clair, ce qu'on remarque aſſez ordinairement dans la premiere groſſeſſe des femmes, & principalement des brunes.

La cauſe de ces maladies procéde
ſouvent d'une agitation contre nature, excitée par la violence de quelque paſſion interne; elle a ordinairement pour matiére une humeur
bilieuſe, groſſiére mélancolique &
flegmatique, qui produit les mêmes
effets que les paſſions violentes d'une
femme enceinte.

Beaucoup de perſonnes croyent
que la multiplication des Verrues
eſt cauſée par l'effuſion du ſang des
autres Verrues, qui ſe répand ſur
les parties voiſines, lorſqu'on les
fait ſaigner : mais ſuivant l'avis de
quelques commentateurs, la cauſe

efficiente procéde de l'expulfion d'un humeur groffiere , mélancolique flegmatique & falie , qui fe fixe fur la partie où l'attention de la perfonne eft le plus occupée.

Il y a trois obfervations à faire fur le traitement de ces incommodités.

1°. Purgez la matiere morbifique en faifant un ufage réitéré d'une infufion d'épithime & d'agaric.

2°. Empêcher leur génération par un régime convenable & la fuite des paffions violentes.

3°. Les extirper, ou appliquer des remédes extérieurs avec le fecours de la chirurgie.

L'avis de *Rhazis* eft de frotter les Verrues & les taches de la peau avec les feuilles de caprier ou avec des carrobes humides ; où de les ramollir avec de l'eau tiéde , & appliquer deffus un morceau de fcille.

Le même Auteur vante comme un remède efficace un cataplafme fait avec la fiente de chévre , du vinaigre , du fel , & du feneçon pilé lés enſemble & appliqué deſſus.

Janiere, ancien Chirurgien, conſeille de les conſumer avec du vieux levain de ſeigle délayé dans du lait de figuier ou de thytimale.

Galien dit les avoir détruit en prenant une forte plume de cocq ouverte par les deux bouts ; on la poſe ſur la Verrue, on la tourne de différentes façons, en laiſſant couler le long du tuyau une goute d'eau forte, ou d'huile de vitriol, ce qui les conſomme par degré, en réïtérant pluſieurs fois l'opération qu'il conſeille également pour la guériſon des Cors.

Avis ſur les Ongles.

ON ne doit point avoir moins de ſoin des Ongles des pieds que l'on en a de ceux des mains.

Si les Ongles des pieds ſont ſouvent mal conſtruits, on ne doit en attribuer la faute qu'au peu de ſoin qu'on apporte à leur conſervation.

Il n'eft pas hors de propos d'entrer dans un détail plus circonftancié quant à cette partie du corps qui fait également l'ornement d'une belle main, & qui donne une certaine folidité tant aux pieds qu'aux mains.

L'Auteur fe propofe de diftribuer une éponge préparée & abreuvée d'une liqueur onctueufe & d'agréable odeur, très - convenable pour détruire la fur-peau qui couvre en partie la furface des Ongles des mains, & dont les bords charnus fe defféchent & forment des pellicules nommées vulgairement des envies. Cette éponge qui maintiendra l'Ongle poli & propre fans aucunes taches, fera renfermée dans une petite boëte ovale très-facile à porter pour s'en fervir. Elle s'ouvrira par le milieu, & l'on en frottera les ongles le foir & le matin, même plufieurs fois dans la journée. Son ufage & fes utilités en feront défirer la poffeffion.

Les Ongles font des corps durs d'une figure ovale fitués à l'extrémité des doigts ; leur fubftance eft abfolument femblable à la corne ; elle eft compofée de plufieurs fibres longitudinales, courbées & comme foudées enfemble.

L'Ongle figure une efpece de carton fait de plufieurs feuilles de papier collées les unes fur les autres ; enforte que les premieres couches extérieures des fibres de l'Ongle font les plus longues, & les intérieures diminuent à mefure par degré ; tellement que depuis fon union avec l'épiderme ou l'Ongle eft plus mince, il augmente en épaiffeur jufqu'au bout des doigts où il eft plus épais.

Les racines de toutes ces fibres font creufes, pour recevoir une égale quantité de mamelons ; ces mamelons font une continuation de la vraie peau, laquelle étant parvenue à la racine de l'Ongle, forme un repli fémi-lunaire dans lequel la racine de l'Ongle fe trouve enchâffée.

Les Ongles, des pieds fur-tout, font expofés à nombre d'accidens très-fâcheux ; on en diftingue plu-fieur fortes.

1°. *Sugillatio*, *Sanguis mortuus*, ou *Morfus Diaboli*. C'eft une efpé-ce de tache noire qui paroît fous l'Ongle, occafionnée par une con-tufion ou meurtriffure ; lorfque par exemple, quelqu'un vient acciden-tellement à nous marcher fur le gros doigt du pied ; pour peu que la compreffion foit forte, le fang s'ex-travafe deffous l'Ongle ; ce qui fou-vent le fait tomber en pourriture & engendre un ulcère, faute de trouver jour à pouvoir s'évacuer. L'Ongle fe bombe alors néceffaire-ment, ou fe léve, ou force les deux angles à fe replier & recoquiller en forme de limaçon. Cette partie de-vient alors incommode & difforme à tel point, qu'on ne peut fuppor-ter la chauffure la plus douce ; fou-vent même il en réfulte un ulcère, & la plûpart du tems des excroif-

sances de chair baveuses très-diffi-
ciles à résoudre.

2°. *Leprosi scabros ungues haben-*
tes, c'est lorsque les Ongles se font
recoquillés, comme nous venons
de le dire. *Avicenne* les nommé *bo-*
rax & lepram patientes; c'est alors
qu'il semble qu'un nombre infini
d'épingles vous piquent, ce qui
cause la douleur la plus sensible &
la moins supportable.

Cet inconvénient provient souvent des chauffures trop courtes, ou
de la maniere de se chauffer, à quoi
l'on doit faire beaucoup d'attention, & sur-tout les personnes qui
font dans l'habitude de porter des
chauffons, ou plusieurs paires de
bas.

Pour prévenir cette incommodité, le moyen le plus simple & le
plus sûr, est de ne jamais chauffer la jambe avant le pied, c'est-à-
dire, qu'il faut commencer par
tourner les bas à l'envers avant de
les mettre, chauffer le pied d'a-

bord jufqu'à l'extrémité du talon,
& relever le furplus du bas fur toute l'étendue de la jambe.

Autrement en chauffant tout fim-
plement le bas à l'endroit, fi l'on
a des chauffons ou une premiere
paire de bas, en mettant la der-
niére, la premiere fe retire vers le
genou, de même qu'en mettant un
habit, les manches de la chemife
remontent vers le coude, fi l'on
n'a pas l'attention de les retenir ; ce
qui tient les doigts des pieds dans
une gêne continuelle, comprime
néceffairement l'ongle & l'oblige à
fe recoquiller

Un autre moyen de prévenir ces
accidens, eft d'avoir foin de ne
point couper les ongles trop fréquemment, & de ne les point laif-
fer trop grandir, parce qu'outre
l'incommodité qu'on reffent des ongles mêmes, les doigts groffiffent
& les chairs fe bourfoufflent, ce qui
rend le pied difforme.

Il faut avoir l'attention de les

couper de tems à autres, ne point le faire quarrément, de façon que les angles viennent à vous bleſſer; mais au contraire les couper conformément à la configuration des doigts, c'eſt-à-dire, en rondeur.

Il faut encore obſerver de ne point couper l'ongle trop près de la chair, parce qu'indépendamment de la douleur qu'on éprouve pendant quelques jours, la chair peut croître par-deſſus l'ongle, & l'envelopper, ce qui défigure le doigt, & peut cauſer par la ſuite des douleurs très-ſenſibles. En un mot, il ne faut point non plus couper de trop près la pellicule qui borde ordinairement la racine de l'ong'e; à moins qu'elle ne ſoit trop grande ou trop épaiſſe, parce qu'on pourroit quelquefois endommager la racine.

Un moyen plus ſimple que les précédens, tant pour prévenir l'incommodité des Ongles, que celle des Cors, ſeroit de faire uſage de chauſſons de fil tricottés en forme de gands, ce qui empêcheroit le frottement, & conſéquemment l'irritation des chairs, & ſur-tout l'entrelacement & la difformité des doigts, qui provient du peu de ſoin que les Gouvernantes apportent en chauſſant les enfans. L'Auteur de cet Ouvrage, offre de procurer de ces chauſſons aux perſonnes qui lui en demanderont.

Ces obſervations qui ſont légéres ne laiſſent pas de tirer par la ſuite à conſéquence ſi l'on vient à les négliger, ce qui fait que nombre de perſonnes ont les pieds & les mains abſolument défigurés.

Mais pour prévénir tous les inconvéniens en général, il eſt de la derniere néceſſité d'avoir recours à un homme habile & expérimenté dans cette partie; nous oſons nous flatter d'avoir acquis à cet égard toute l'expérience qui convient pour mériter la confiance de ceux qui nous feront l'honneur de nous

employer, & pour nous rendre utile au Public : Si ce Traité eʃt reçu
favorablement, nous pourrons dans
la ʃuite en donner d'autres ʃur des
ʃujets analogues à celui-ci.

ROUSSELOT, Chirurgien, reçu à Paris pour les dehors, a l'honneur de vous donner avis, qu'il s'eʃt livré entiérement à l'étude particuliere & utile de la guériʃon des Maladies des pieds & des mains, tant pour les Ongles, que Cors, Durillons, Froiʃʃemens, & autres ; ce qui lui a mérité l'honneur de la confiance de *MADAME LA DAUPHINE & DE MESDAMES DE FRANCE.*

Il demeure rue des Orties, Butte S. Roch, la premiere porte cochere à droite par la rue Ste Anne, à côté de la Croix, blanche au deuxiéme. On frappe deux coups.

Et à Verʃailles, à l'Hôtel ʃaint Paul, à la petite Pʃce, au quatriéme.

Il ʃe tranʃporte chez les perʃonnes qui l'honorent de leur confiance, en laiʃʃant chez lui leurs adreʃʃes.